Rômulo B. Rodrigues

CURSO DE
FLORAIS DE BACH

São Paulo/SP
1ª Edição - 2018

CURSO DE FLORAIS DE BACH

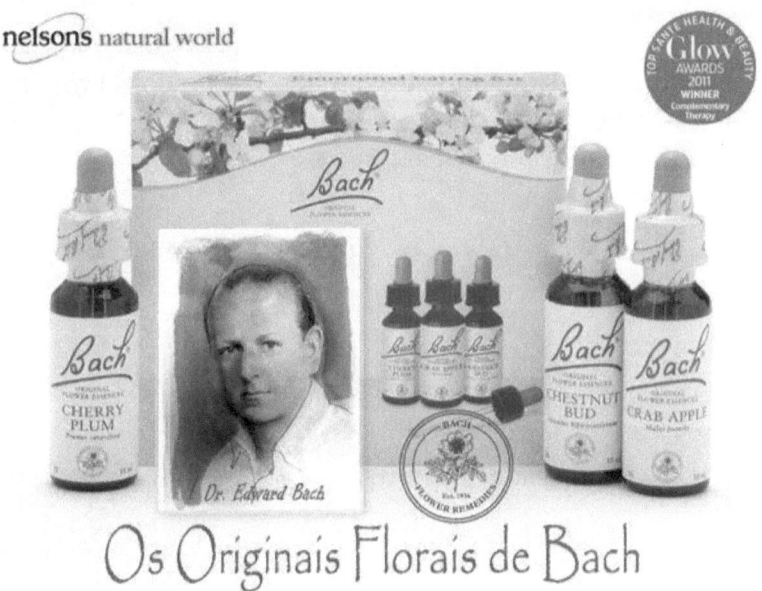

Os Originais Florais de Bach são remédios naturais preparados a partir de flores, árvores silvestres e água da nascente

CURSO DE FLORAIS DE BACH

RODRIGUES, Rômulo Borges. CURSO DE FLORAIS DE BACH /Rômulo Borges Rodrigues. Amazon. 2018. São Paulo/SP

Impresso pela Amazon – 2018.

2018. Escrito e produzido no Brasil.

ISBN 978-1521862001

COORDENAÇÃO:
Rômulo B. Rodrigues

E-MAIL: romulobr@outlook.com
FACEBOOK: http://facebook.com/romuloborgesrodrigues

CONTEÚDO PROGRAMÁTICO

SUMÁRIO

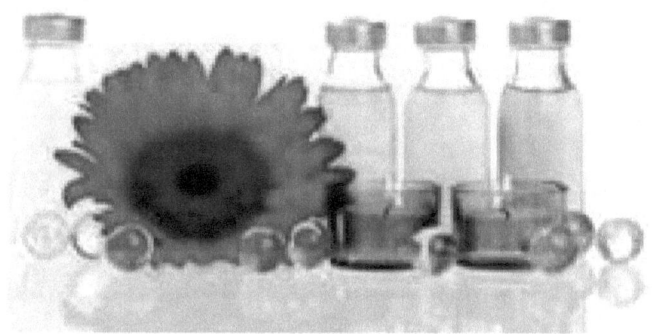

INTRODUÇÃO

Florais, ou medicina floral, é o sistema terapêutico baseado na aplicação do poder sutil de diversas flores para corrigir desequilíbrios físicos ou psíquicos.

Sabe-se hoje que tal efeito é possível graças à capacidade das essências das flores de penetrar profundamente no delicado terreno vital do corpo humano e de interagir nas áreas anômalas, levando a elas um poderoso substrato energético carregado de cargas vibratórias de alta frequência. Esse processo terapêutico é realizado através das essências florais, principalmente por meio da terapia pela ingestão oral de remédios florais.

Os profissionais que se dedicam a esse tipo de tratamento (hoje, difundido pelo mundo inteiro), em sua grande maioria consideram que as essências florais não agem de modo "direto" sobre a doença, seja ela física ou não, mas indiretamente, primeiramente nos sutis terrenos bioenergéticos. Estas áreas onde agem estes remédios são as formas etéricas da energia cósmica condensada no ser humano e são responsáveis por toda a forma e condição do corpo físico.

Diz-se, muito apropriadamente, que qualquer doença, antes de se apresentar no campo orgânico, já existia no campo energético vital, sob a forma de uma turbulência, que a princípio é derivada de um excesso ou de uma carência de modalidade típica de energia num determinado setor da rede vital.

Quando se utiliza uma droga para um tratamento direto qualquer, atinge-se apenas os efeitos periféricos do problema, permanecendo intacta (e às vezes piorada) a entidade mórbida que gerou os sinais e / ou os sintomas dos quais o paciente se queixa.

O tratamento indireto, não apenas através das terapias florais, mas também pela homeopatia, pela acupuntura e pelas demais terapias ditas vitalistas, caracteriza-se pela estimulação da capacidade de cura do próprio organismo, por meio da ação lenta e constante de compostos curativos naturais e pela restauração da distribuição energética ideal.

Edward Bach, médico inglês, foi um dos estudiosos que mais se dedicou ao conhecimento das essências florais, e a ele se deve o ressurgimento em maior escala das terapias florais, sendo que a mais importante (hoje, difundida no mundo inteiro) recebe o nome do seu autor, os "Florais de Bach".

Como não gostava de ministrar remédios comuns, Bach teve a intuição que existiriam na natureza vários remédios vibracionalmente semelhantes, os quais podiam duplicar os efeitos dos remédios homeopáticos. A partir daí, ele começou a procurar agentes naturais que tivessem a capacidade de tratar, não a doença já estabelecida, mas seus precursores emocionais. Esses agentes foram encontrados nas essências de determinadas flores, que Bach classificou em 38 essências.

Bach observou que as doenças são causadas pela desarmonia entre a personalidade física e o eu superior, o que se reflete em determinados tipos de peculiaridades e atitudes presentes no indivíduo. Essa desarmonia física e o seu superior foi por ele considerada mais importante do que a doença manifesta.

Bach foi um dos famosos médicos que perceberam a ligação doença-personalidade como provocada por padrões energéticos disfuncionais nos corpos sutis.

Ele entendeu que as energias vibracionais sutis das essências florais poderiam contribuir para restaurar os padrões emocionais de disfunção.

O indivíduo poderia gozar de mais harmonia interior através do aumento no alinhamento da personalidade física com as energias do seu superior, o que redundaria em maior paz de espírito e expressão de alegria.

Através da correção desses fatores emocionais, os pacientes seriam ajudados a aumentar a vitalidade física e mental, o que contribuiria para a cura de qualquer doença física.

Ele percebeu também o relacionamento energético entre a mente e as qualidades magnéticas dos corpos sutis superiores, e que as faculdades mentais e emocionais que se manifestam através do cérebro e do sistema nervoso físico são produtos dos inputs energéticos provenientes dos corpos etérico, astral e mental. Graças à capacidade das essências florais atuarem energeticamente sobre esses corpos superiores, seus efeitos acabam atingindo a estrutura física mais densa.

Bach descobriu também a ligação entre o estresse e as doenças, várias décadas antes que a maioria dos médicos contemporâneos começasse a se dedicar a essa questão. Mas, diferentemente da tendência da medicina analítica, ele não procurou meios para "abafar" os sintomas das doenças, mas recursos simples e naturais para fazer com que as pessoas retornassem a um nível de equilíbrio harmônico. Foi essa busca na natureza que acabou levando Bach a descobrir as propriedades curativas das essências florais.

Os remédios florais de Bach foram usados para tratar não apenas as reações emocionais às doenças, como também os temperamentos que favorecem o eventual surgimento de patologias celulares no corpo.

Buscamos remédios na natureza desde tempos imemoriais, quando antigos hindus, árabes, egípcios, gregos e romanos encontravam nas ervas, vales e montanhas o poder da cura de suas doenças.

Em sintonia com o universo, Bach pesquisou nas flores dos campos ingleses, propriedades curativas para emoções. O ponto de partida da pesquisa era a ligação entre doença, fruto de um conflito do que a alma veio realizar e o que a personalidade escolhe fazer, e a cura.

OS REMÉDIOS FLORAIS E SUAS INDICAÇÕES

Rock Rose

Indicado nos casos de emergência para os quais parece não haver nenhuma esperança. Medo extremo, terror, pânico (síndrome).

Favorece a firmeza da mente, a coragem e a cordialidade. Acalma a mente, revigora o físico, favorece a tomada de iniciativas e o entusiasmo.

Prepara reações benéficas contra o medo, pânico, pavor, desgraças imaginárias, desamparo.

Socialmente, favorece a estima dos amigos, o socorro atuante. Prepara a mente para a fé e a esperança. Estimula a coragem heróica. Favorece o desprendimento de si próprio.

Mimulus

Indicado nos casos de medo e de temores de coisas desconhecidas, de doenças, dor, escuro, pobreza.

Também é indicado para acanhamento e timidez. Favorece a calma, ajuda a superar as dificuldades.

É energético do ânimo, esperança e realizações. Evita pânico, medo, ansiedade, desânimo.

Estimula a confiança nos amigos, o desejo de progredir física e moralmente, e a coragem de enfrentar todas as situações sem medo.

Cherry Plum

Indicado nos casos de pessoas em colapso com relação ao controle mental e com medo de perder o controle e prejudicar alguém ou a sim mesmo.

Favorece o despertar da lealdade, confiança no futuro. Auxilia nos momentos de pavor, medo, incertezas, dúvidas.

Propicia calma, confiança, estabilidade, segurança pessoal, e também coragem tranquila com quietude e controle em situação de extrema pressão mental.

Aspen

Indicado nos casos de medo vago e indefinido ou de origem desconhecida, ansiedade, apreensão, maus pressentimentos.

Favorece o fortalecimento do domínio próprio, para otimismo e esperança. É indicado como calmantes nas ansiedades, no medo noturno, no medo da solidão.

Levanta o astral, condiciona a autoconfiança, propicia bem-estar, alegria e fé em relação às aventuras e experiências.

Aconselha-se evitar: excitações, álcool e excesso de sol – durante o tratamento.

Red Chestnut

Indicado nos casos de preocupação exagerada em relação aos outros, principalmente com pessoas queridas.

Favorece o restabelecimento dos laços de amizade e amor ao próximo.

Fortalece a mente, permitindo um controle esclarecido e de confiança própria.

Acalma, afasta as previsões negativas, medo, ansiedades, imaginação descontrolada, estresse.
Propicia confiança na vida.

Cerato

Indicado nos casos de falta de confiança no próprio juízo, buscando constantemente conselhos nos outros; dúvida quanto ao próprio julgamento.

Favorece o despertar da intuição e do raciocínio. Transmite força, energia, confiança, tranquilidade.

Afasta inibição, insegurança, dúvidas, desequilíbrio mental.

Scleranthus

Favorece o equilíbrio mental, a atividade física, o intelecto. Ativa as decisões, o interesse social, a comunicação, a dedicação.

Evita o enfraquecimento da vontade, a depressão, a dependência, angústias, hesitações e o medo imaginário.

Propicia calma, autodeterminação, equilíbrio e rapidez nas decisões e ações.

Gentian

Indicado nos casos de desânimo, falta de coragem e fé, dúvida de si mesmo, depressão de causa conhecida e sentimento de desalento.

Favorece a autoconfiança e a esperança na atividade. É estimulante nos reveses, no desânimo e na depressão.

Como estimulante, fortifica, ativa a vontade, predispõe à esperança, à coragem, ao otimismo e à perseverança.

Gorse

Indicado nos casos de desespero extremo, pessimismo, derrotismo e desesperança.

Favorece a ativação da mente contra o desânimo, o desespero, a melancolia e frustrações.

Acalma; favorece o bem-estar.

Propicia atividade, a confiança, a fé e a esperança diante das dificuldades.

Hornbeam

Indicado nos casos de procrastinação, sem ânimo para suportar o cotidiano; com a sensação de segunda-feira de manhã; cansaço físico e mental.

Para indivíduos cansados e desinteressados por suas tarefas, mas que a cumprem perfeitamente.

Favorece como restaurador nas fases de fadiga física e mental, cansaço e desânimo.

Ativa a mente para novas responsabilidades; segurança nas próprias habilidades; força para enfrentar qualquer tarefa; vitalidade e determinação.

Wild Oat

Indicado nos casos de incerteza e insatisfação na escolha de uma vocação ou de um caminho, sem saber a direção da vida.

Favorece o fortalecimento da mente, favorecendo a firmeza nas decisões, sucesso nas determinações.

Combate o medo, incertezas e frustrações. Ajuda nas soluções práticas e na auto-realização.

Clematis

Indicado nos casos de indivíduos sonhadores, que vivem sonhando com o futuro; indolência e desinteresse; apatia, desatenção; escapismo.

Favorece a calma. Ajuda na neutralização do egoísmo, da ganância e da inveja. Favorece a inteligência e o equilíbrio mental, o interesse vivo em tudo, a inspiração e os "pés no chão".

Honeysuckle

Indicado nos casos de nostalgia, às pessoas que vivem presas às lembranças do passado, dos bons tempos.

Favorece a ativação do cérebro e a memória para uma atividade atualizada, evitando um rememorar saudosista, nostálgico, triste. Favorece a integração do homem ao seu meio de trabalho.

Desperta interesse e vivência sadia.

Estabelece ambiente construtivo.

Propicia novos vínculos e a capacidade de lembrar do passado, mas com a consciência de viver o presente em sua plenitude.

Wild Rose

Indicado nos casos de conformismo e resignação; aos indivíduos que não se esforçam por melhorar, nem lutam por nada; apáticos, sem ambição.

Favorece agindo como estimulante para combater a apatia, a resignação doentia, a falta de combatividade, a frustração e o desinteresse pela vida.

Desperta energia vital, curiosidade, esperança, e combatividade na defesa dos interesses.

Desperta a amizade, a dedicação, o amor, o espírito de alegria, de aventura, o vivo interesse nas coisas e a capacidade de gozar a vida.

Heather

Indicado nos casos de egoísmo; às pessoas obsessivas com seus deveres e experiências, constantemente relatando-as aos outros; que não suportam a solidão; centradas em si mesmas; tagarelas.

Favorece a paz da mente, equilíbrio, perspectivas de esperança, integração social e expansão mental.

Acalma e ajuda na integração e convívio e na neutralização do egoísmo e do egocentrismo.

Desperta a atividade fraternal de colaboração.

Agrimony

Indicado nos casos onde o indivíduo esconde uma tortura interna atrás de uma fachada de alegria; não assume seus sentimentos.

Favorece o equilíbrio da mente no combate ao álcool e às drogas.

Minimiza receios, vícios, defeitos, fortalecendo a esperança de resultados felizes.

Propicia o fortalecimento da vontade e a expansão da alegria.

Acalma, propicia jovialidade, paz, autenticidade, otimismo e senso de humor.

Centaury

Indicado nos casos de debilidade nas resoluções. Favorece a fortalecer a mente e a autodeterminação.

É atuante. Seu uso combate a apatia, a inércia e o desinteresse.

Propicia a atividade e a defesa dos interesses próprios.

Esclarece a mente e conscientiza os valores individuais. Mantém a individualidade. Favorece a autoestima.

Walnut

Indicado nos casos de necessidade de se ajustar em períodos de transição ou mudança, como: puberdade, menopausa e divórcio.

Favorece a mente, propiciando indulgência, calma, abnegação e gentileza.

Esclarece e neutraliza as tendências dominadoras, ambiciosas, dureza no comando.

Favorece a firmeza de vontade, renegando atitudes suspeitas ou erradas; clareza no proceder; constância e determinação.

Holly

Indicado nos casos de desprovimento de amor pelo semelhante, inveja, ciúme, raiva e receios.
Favorece a calma.
Propicia confiança, evitando ódios, ciúme e inveja.

Larch

Indicado nos casos de falta de confiança, antecipação e medo do fracasso; sentimento de inferioridade.

Favorece o fortalecimento mental.

Estimula a audácia e a autoconfiança.

Revigora a confiança nas realizações, a perseverança e a disposição em se lançar em projetos. Fortalece a fé na própria habilidade e a autoestima.

Pine

Indicado nos casos de culpa e auto-reprovação.

Favorece o fortalecimento da mente.

Dá ânimo para atividades e realizações.

Favorece o renovar e a esperança.

Afasta o desalento, a autocondenação, o medo, o terror da culpa inexistente, o pessimismo e o negativismo. Restabelece a esperança e a paz.

Elm

Indicado nos casos de sentimentos temporários de incapacidade e impotência.

Favorece a evitar o pânico, o desespero e a depressão.

Acalma, dá segurança, confiança e raciocínio claro. Estimula a responsabilidade e a colaboração.

Sweet Chestnut

Indicado nos casos de angústia extrema, desolação, sentimento de ter chegado ao limite da resistência.

Favorece o ânimo nas depressões e desesperos.
Restabelece o equilíbrio físico para novas esperanças.
Dá alívio e permite soluções amistosas.
É indicado como estimulante. Equilibra a mente.
Propicia esperança. Permite estados de liberação e de realizações.

Star of Bethlehem

Indicada para os efeitos de perda ou choque físico, mental ou emocional e seus efeitos posteriores.

Favorece contra traumas, choques físicos ou emocionais, tristezas e emoções negativas. Neutraliza o medo e a depressão.

Propicia a vitalidade mental e a autodeterminação.

Willow

Indicado nos casos de ressentimento, rancor e amargura.

Favorece o despertar da responsabilidade.

Propicia força, calma, reflexão, pensamentos positivos e fé num futuro de realizações.

Restabelece equilíbrio mental. Evita ressentimentos, amarguras, ódios e raiva.

Oak

Indicado nos casos onde a pessoa se sente normalmente forte e corajosa, e que não se rende à doença ou à adversidade.

Fortalece a confiança e a esperança, e também a mente contra a melancolia, a tristeza e a depressão.

Desperta perspectivas de interesse, atividade e coragem.

Reforça a mente, a resistência e a aceitação de limites.

Crab Apple

Indicado nos casos onde a pessoa sente-se suja na mente e no corpo, autocondenação, vergonha de si mesma e desgosto.

Favorece o despertar do idealismo e o perfeccionismo.

Melhora a autoestima e a auto-satisfação.

Chicory

Indicado nos casos de possessividade ao extremo, superproteção e egoísmo.

Favorece a bondade. Equilibra o emocional.

Evita o egoísmo e a centralização de atenção.

Auxilia a alegria e a comunicação social.

Vervain

Indicado nos casos de excesso de entusiasmo e euforia.

Favorece o sistema nervoso. Anima das depressões. Combate à ansiedade, o estresse e perturbações nos sonhos noturnos.

Propicia interesse. Afasta preocupações sistemáticas com horários e compromissos imaginários irrealizáveis.

Equilibra as energias. Esclarece a mente. Favorece a autodisciplina e a independência.

Dá calma e tranquilidade.

Vine
Indicada para pessoas dominantes, inflexíveis, ambiciosas, sádicas, arrogantes, onipotentes, de caráter forte.
Favorece a bondade e a compreensão.
Propicia raciocínios corretos, seguros.
Combate o cansaço; dá vitalidade e alegria de movimento.

Beech
Indicado nos casos de rigidez de pensamento, intolerância e arrogância.
Favorece a calma. Propicia o equilíbrio da mente. Ajuda no bem-estar moral, na tolerância e na comunicação.

Rock Water
Indicado nos casos de rigidez moral, tensão e auto-repressão.
Favorece a tolerância, a espontaneidade e a capacidade de desfrutar as experiências da vida de forma tranquila e serena.

Rescue
Preparado com uma mistura de Rock Rose (para pânico e pavor), Star of Bethlehem (para choque), Cherry Plum (para desespero), Clematis (para a sensação de tontura, distanciamento e saída do corpo que normalmente antecede a perda de sentidos ou de consiência), Impatiens (para o desgaste mental e a

tensão). Para situações de emergência como acidentes, perdas familiares ou choques. O remédio floral Rescue impede a desintegração do sistema energético, ou o faz voltar logo ao normal. O Rescue é, portanto, o remédio para todas as situações, porém, não substitui os cuidados médicos.

MÉTODOS DE DOSAGEM

A pessoa que quiser preparar o seu próprio medicamento pode fazê-lo: num frasco de 30ml, com conta-gotas, colocar 9ml de conhaque ou brandy e 21ml de água mineral. Adicionar 2 gotas de cada essência, na forma de concentrado, com exceção do remédio de urgência (Rescue), quando são utilizadas 4 gotas de concentrado. Caso não se deseje ingerir álcool, pode-se preparar o medicamento com vinagre de maçã, também a 30% ou glicerina vegetal. Usualmente, aconselha-se tomar 4 gotas de essência floral diluída, 4 vezes ao dia, sob a língua. Os benefícios desta forma de tratamento advém principalmente da seriedade e da regularidade com que o paciente cuida de si mesmo, mais do que da quantidade de medicamento que ele toma.

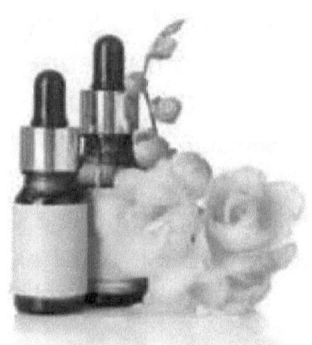

CONSIDERAÇÕES FINAIS

Os florais são prescritos para a gravidez, o trabalho de parto e o nascimento, exatamente como para qualquer outra circunstância, pois é o estado de espírito e a perspectiva individual que são tratados, e não a condição física.

Na verdade, os florais são particularmente úteis nesses períodos. Tanto a gravidez como o parto são condições normais, havendo, porém, ocasiões em que os estados de ânimo e da mente parecem mais instáveis do que o normal. Uma vez que os estados de ânimo passam a ser nitidamente definidos, estes poderão ser tratados pela própria futura mãe ou pela pessoa que a orienta.

Uma estrutura mental serena e feliz, é um dos mais importantes fatores de um parto indolor e descomplicado, o que leva muitas mães a participar, atualmente, de aulas de relaxamento. Este aprendizado se tornará infinitamente mais fácil, garantindo o relaxamento, se a futura mãe é ajudada a controlar seus estados de ânimo e suas oscilações emocionais através dos florais.

A criança, via de regra, não esconde suas emoções. Seu comportamento geralmente espelha seus sentimentos. Certos bebês são agitados e somente se acalmam quando são embalados. Trata-se de bebês tipo Chicory, que querem sempre as pessoas que cuidam dela por perto. Outros são impacientes e berram exigindo atenção. São do tipo Impatiens.

Alguns bebês são alegres e risonhos; não dão trabalho, a não ser que haja algo definitivamente errado. Estes são bebês Agrimony.

Há o tipo nervoso de bebê, que parece ter medo de quase tudo. É a criança do tipo Mimulus.

Outros bebês parecem ser almas "antigas," que vivem no seu próprio mundo; não tomam conhecimento de nada, nem de ninguém. São os bebês do tipo Clematis. Este dorme em excesso; falta-lhe ânimo até para se alimentar.

Algumas crianças ocultam seus sentimentos. Não contam aos pais quando estão insatisfeitas na escola ou se são maltratadas pelos outros. As crianças que meditam sobre suas dificuldades secretas, necessitam de White Chestnut, para pensamentos que se repetem, que giram por suas cabeças. Outras que parecem extremamente alegres, mas que, todavia, sofrem bastante no íntimo, precisam de Agrimony para atenuar seu tormento mental.

As crianças que ocultam ódio e ressentimentos, mas procuram vencer essas emoções, necessitam de Willow Holly, se sofrem por pensamentos de ciúme, inveja, vingança ou desconfiança.

Numa família com muitas crianças, todas vivendo em condições idênticas, todas com as mesmas vantagens e desvantagens, não haverá duas iguais em temperamento. Cada qual irá encarar a seu modo de vida com seus choques e mudanças, suas aventuras e decepções, cada qual reagirá de forma diferente de acordo com seu temperamento.

Os florais de Bach têm uma ação suave, não acarreta reações. Pode ser ministrado a bebês e crianças de todas as idades com absoluta segurança.

Depois que o floral estiver preparado, pode-se colocar as gotinhas na mamadeira, suco, chá e etc; sendo que sua forma de preparo é idêntica para os adultos, animais, plantas e etc.

Diversas pessoas descobriram que os Remédios de Bach são de grande ajuda para as plantas e os animais. O fato não deve causar espanto, se pensarmos que tanto os animais quanto as plantas possuem as mesmas dificuldades de temperamento que nós. Eles também podem ficar amedrontados, nervosos, irados, impacientes ou serem sonhadores. Também eles podem querer ficar a sós ou, pelo contrário, desejar atenção constante. Nesse sentido, cada gato ou cachorro, cada animal e cada planta é um ser individual definido; sendo que todos nós somos da mesma substância. Portanto, não é de admirar que as crianças e plantas menos evoluídas possuam também suas próprias personalidades e características. Quando observadas atentamente, não é difícil tratá-las. Ao tratarmos de plantas ou árvores, é necessário que nos coloquemos em seu lugar, procurando imaginar como se sentem. Uma árvore atormentada por fungos necessita de Crab Apple, como remédio pacificador, e de Agrimony para seu tormento.

Uma árvore ou planta transplantada poderá sofrer um choque, caso em que é indicado o uso de Star Of Bethlehem. Se ela demonstra que lhe faltam forças para recuperar-se do transplante, deve-se usar Hornbeam ou Olive.

O Rescue Remedy também se mostrou de grande utilidade para o sofrimento de plantas ou árvores.

Uma planta fraca ou caída poderá aproveitar as qualidades fortificantes de Centaury, Hornbeam ou Olive.

Um solo enfraquecido poderá receber borrifos de Olive, Vine e Wild Oat, que são remédios restauradores.

O preparo dos remédios para árvores e plantas dá-se da seguinte forma:

Enche-se a garrafa destinada aos remédios necessários com aproximadamente 30ml de água da chuva, acrescentando duas gotas de cada remédio. Coloca-se uma colher de chá da mistura dessa garrafa num galão de água de chuva, fazendo um vaporizador para a folhagem, e um regador para as raízes. No caso das árvores, certificar-se de estar regando o solo num raio equivalente à extensão dos galhos, a fim de abranger a totalidade das raízes.

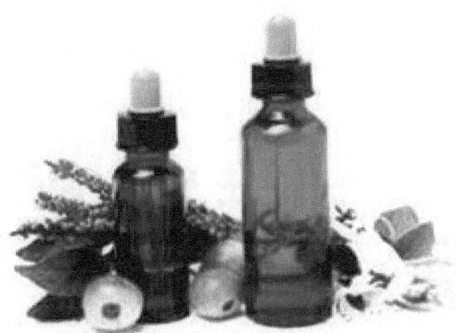

QUADRO SINÓPTICO DE SINTOMAS E AS RESPECTIVAS INDICAÇÕES DOS REMÉDIOS FLORAIS

Medo: ASPEN - CHERRY PLUM - MIMULUS - RED CHESTNUT - ROCK ROSE.

Incertezas e dúvidas: CERATO - GENTIAN - GORSE - HORNBEAM - SCLERANTHUS - WILD OAT.

Desatenção pelo momento atual: CHESTNUT BUD - CLEMATIS - HONEYSUCKLE - MUSTARD - OLIVE - WHITE CHESTNUT - WILD ROSE.

Solidão: HEATHER - IMPATIENS - WATER VIOLET.

Suscetibilidade a influências: AGRIMONY - CENTAURY - HOLLY - WALNUT.

Desânimo ou desespero: CRAB APPLE - ELM - LARCH - OAK - PINE - STAR OF BETHLEHEM - SWEET CHESTNUT - WILLOW.

Preocupação com a vida dos outros: BEECH - CHICORY - ROCK WATER - VERVAIN - VINE.

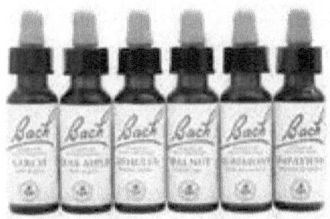

BIBLIOGRAFIA

1 - Edward Bach - Edward Bach nasceu em 24 de setembro de 1886 e faleceu em 27 de novembro de 1935. Personalidade de grande sensibilidade, marcada por uma infância debilitada, raciocínio concentrado, idealista inclinado a uma colaboração fraterna, era curioso e amante da natureza, cultuando a interferência de Deus. Era maçon.

Aos 16 anos termina a escola secundária, emprega-se na corporação dos Bombeiros e inicia estudos de medicina.

Diplomou-se pelas universidades de Birmington, Universidade do Colégio Hospitalar e do Nacional Temperance Hospital.

Nos laboratórios e na assistência aos doentes, aprimora seus conhecimentos.

No London Homeopatic, descobre a genialidade de Hahnemann, que tinha como lema: "Curar pelos sintomas mentais e físicos".

Em 1926, destaca-se nas pesquisas bacteriológicas, com a publicação de estudos, sobre distúrbios intestinais, e outros escritos de sua autoria apareceram posteriormente. Em 1930, abandona a prática lucrativa e confortável de Londres e se integra nas pesquisas botânicas, diretamente do interior.

Suas conclusões afirmam: "As gotas de orvalho, iluminadas pelo sol, são energizadas com os princípios vitais e atuantes dos vegetais." Essas gotinhas de água têm o poder de cura, equilíbrio e força.

Inicia experiências, se automedica com essas águas colhidas das flores e sofre fisicamente reações diversas como: melhorias ou por vezes febre alta, vômitos e erupções.

Sua tese é positiva: a luz solar, a água e a terra são elementos e fatores básicos para alívio e cura.

É grande a divulgação de sua atuação terapêutica, provocando hostilidade na classe médica, com início de processos e demandas. Seu diploma médico não foi atingido.

Em 1934, fixa residência em Sotivell na casa Mount Vermon, que só é abandonado com sua morte.

Em 1976, teve a total aprovação para a sua terapia pela Organização Mundial de Saúde. (OMS)

Dr. Bach usou metodologia científica, codificou seu sistema, tendo por base as emanações energéticas dos vegetais.

Seu programa de cura é simples: atinge o equilíbrio mental sem prejudicar o físico.

Trabalho científico e popular, o tratamento ficou conhecido como "os Remédios Florais de Bach".

Dr. Bach considerava o corpo como "o espelho que reflete o pensamento," e aconselhava: "tratem o paciente e não o doente".

SOBRE O COORDENADOR

Rômulo Borges Rodrigues é Escritor, Terapeuta Holístico, Mestre de Reiki, Consultor e Numerólogo.

Trabalha com Reflexologia, Reiki, Massagem, Florais, Aconselhamento Terapêutico, Técnicas de Relaxamento, Hipnose, Regressão, Terapia de Vidas Passadas, Numerologia e ministra cursos online.

Estuda e pesquisa sobre a espiritualidade há mais de vinte anos.

Foi membro da Associação Internacional Amigos da Natureza (AIANATU - SP), na qual fez parte do trabalho de cura espiritual.

Também foi membro da Ordem dos Filhos da Luz (Piracicaba - SP).

Foi integrante da Ordem dos Templários, onde foi dirigente do hospital de cura espiritual de uma das suas sedes.

Atualmente, é coordenador do Projeto Nova Era na cidade de São Paulo, no qual dá palestras e ministra tratamento alternativo para o público utilizando várias técnicas terapêuticas.

Escreve artigos quinzenais para sites e revistas sobre vários temas e é autor das seguintes obras:

- *"Uma Civilização Adormecida e Decadente".*
- *"Momento Apocalíptico – Prelúdio do Juízo Final".*
- *"Arcanjos e Arquétipos".*
- *"Guia Prático dos Anjos" (Tabela completa de todos os anjos).*

- *"Numerologia – A Ciência Milenar dos Números".*
- *"REIKI – ENERGIA VITAL UNIVERSAL (Harmonia, Equilíbrio e Cura)".*
- *"O PODER DA MENTE – A Chave Para o Desenvolvimento das Potencialidades do Ser Humano".*
- *"Os Ensinamentos de Siddartha Gautama, o Buda".*
- *A HISTÓRIA DO BUDISMO – Princípios, conceitos, ensinamentos*
- *"ENSAIO SOBRE O BUDISMO TIBETANO"*
- *"Cuide de Você e Tenha Mais Qualidade de Vida" – Cuidar de si mesmo é imprescindível para se obter uma vida plena e satisfatória (Vols. I, II, III, IV, V, VI, VII e VIII).*
- *"A Regência Cósmica".*
- *"Alimentação Saudável = Saúde Perfeita" – O consumo de alimentos saudáveis proporciona equilíbrio orgânico e psíquico (Vols. I, II, III, IV, V, VI, VII. VIII, IX e X).*
- *"REFLEXOLOGIA (Massagem Podal) – Equilíbrio e bem-estar através da planta dos pés".*
- *"A PODEROSA INFLUÊNCIA DOS NÚMEROS SOBRE AS NOSSAS VIDAS – O que a Numerologia revela sobre nosso passado, presente e futuro".*
- *"DESCUBRA SEU POTENCIAL, DONS E TALENTOS INATOS ATRAVÉS DA NUMEROLOGIA"*
- *QUALIDADE DE VIDA – Definição e conceitos*
- *OS MECANISMOS DA MENTE – A sua natureza comportamental.*
- *TRATADO SOBRE AS RELIGIÕES E FILOSOFIAS DE VIDA – Vols I e II*
- *Síntese dos sistemas religiosos e filosofias de vida.*
- *"GUIA COMPLETO DAS TERAPIAS ALTERNATIVAS – Métodos terapêuticos naturais que proporcionam saúde integral"*

CURSO DE FLORAIS DE BACH

- *"ESTUDO SOBRE AS TERAPIAS COMPLEMENTARES – Técnicas terapêuticas integrativas que proporcionam equilíbrio e harmonia"*
- *A ANATOMIA SUTIL (ETÉRICA) DO CORPO HUMANO*
- *OS CHAKRAS*
- *"PRÉ-EXISTÊNCIA E PÓS-EXISTÊNCIA DA ALMA (Vidas passadas, vidas futuras) – Nascimento – morte – renascimento: a abordagem das religiões sobre esse tema"*
- *PRINCÍPIOS, FILOSOFIA E METODOLOGIA DA MEDICINA HOLÍSTICA - Os recursos e métodos terapêuticos utilizados nos tratamentos e terapias*
- *"CURSO DE REIKI"*
- *"CURSO DE REFLEXOLOGIA" (Massagem Podal)*
- *"CURSO DE NUMEROLOGIA" – Método simples e prático*
- *"CURSO DE HIPNOSE, REGRESSÃO, TVP, TMS" – Metodologia simplificada*
- *CURSO DE FENG SHUI – Técnica chinesa milenar de harmonização e equilíbrio de ambientes*
- *CURSO DE RADIESTESIA*
- *CURSO DE CROMOTERAPIA*
- *CURSO DE ÓLEOS ESSENCIAIS*
- *CURSO DE AROMATERAPIA*
- *CURSO DE FITOTERAPIA*
- *CURSO BÁSICO DE MASSOTERAPIA*
- *CURSO DE TERAPIAS INTEGRATIVAS*
- *CURSO DE CRISTAIS*

DESTAQUE

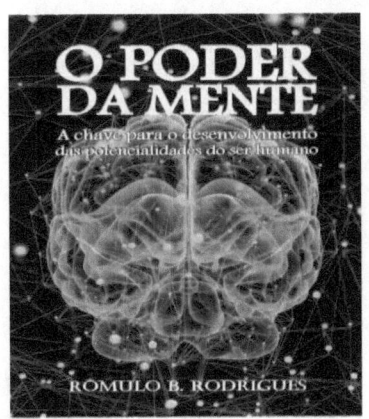

O PODER DA MENTE
Gênero: Reprogramação mental
Amazon - 146 págs – 14x21
SINOPSE:

Que não usamos plenamente a força que temos em nossa mente, não é novidade pra ninguém. Nosso cérebro e sua capacidade total ainda é um mistério a ser desvendado. Com o passar dos anos e à custa de muitas pesquisas e estudos, aconteceram avanços significativos nesta área. Não são poucas as pessoas que, atualmente, conseguem resultados sensacionais através do amplo domínio que aprenderam a ter sobre aquilo que pensam. Realizar primeiro na cabeça facilita a concretização de planos, sonhos e metas. Há inúmeros casos e exemplos de pessoas que, pelo condicionamento, auto-sugestão, reprogramação, programação neurolinguística, hipnose e outros métodos, conseguiram mudar radicalmente de vida, tanto no âmbito material como no espiritual. A revolução acontece e está ao alcance de todos; ou melhor, de todos que se despem dos preconceitos e se permitem trilhar outros caminhos. Querer é poder, sim; mas antes, é preciso se preparar para a batalha da vida. A vitória há de chegar; mas, para isso, precisamos usar a capacidade mental que temos em nosso favor. O objetivo deste livro é justamente tirar o manto do preconceito que paira sobre temas que podem ser bastante benéficos às pessoas.

ÚLTIMO LANÇAMENTO

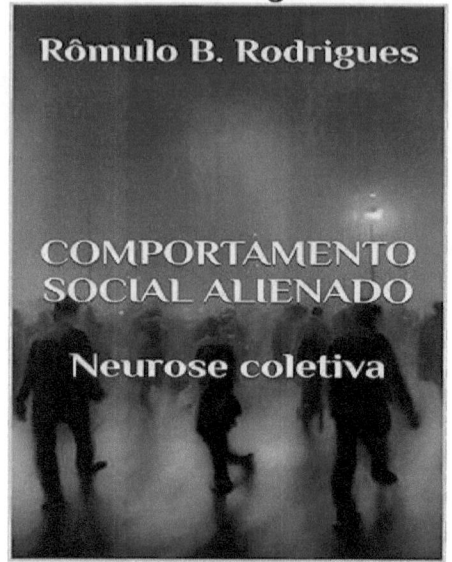

COMPORTAMENTO SOCIAL ALIENADO – Neurose coletiva

Gênero: Psicologia aplicada
Amazon – 263 págs – 14x21
SINOPSE:

A sociedade da época atual está atravessando uma fase sem precedentes na história das sociedades dos séculos pretéritos. A "modernidade" e o avanço tecnológico tem causado profundas alterações no comportamento humano. Alguns dos fatores que têm determinado mudanças no comportamento, são:

- A pressão da mídia para o consumo;
- O estabelecimento de padrões rígidos de beleza e estética;
- A disputa acirrada por status e posição social;
- A busca incessante pelo dinheiro e pelo poder;
- A luta pela sobrevivência;
- Entre outros.

Tais fatores acabam ocasionando uma total inversão de valores, resultando em uma sociedade extremamente individualista. Ou seja, todos os seus membros tornam-se "vítimas de vítimas" do padrão negativo de personalidade e de conduta que a própria sociedade adotou

OUTRAS OBRAS DO AUTOR

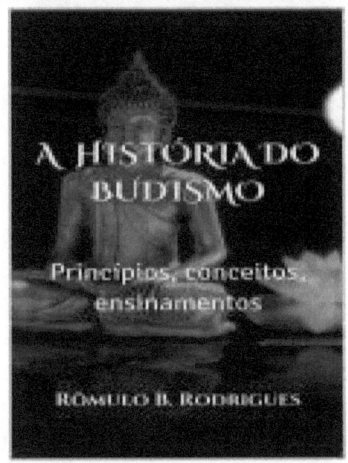

A HISTÓRIA DO BUDISMO
AMAZON
137 págs – 14x21

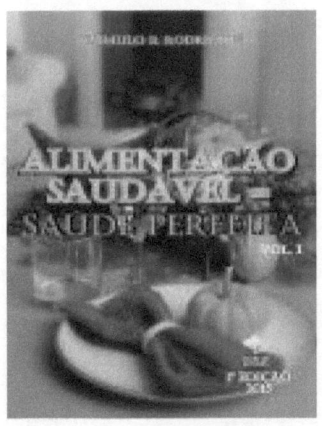

ALIMENTAÇÃO SAUDÁVEL = SAÚDE PERFEITA – Vol. I

AMAZON
122 págs – 14x21

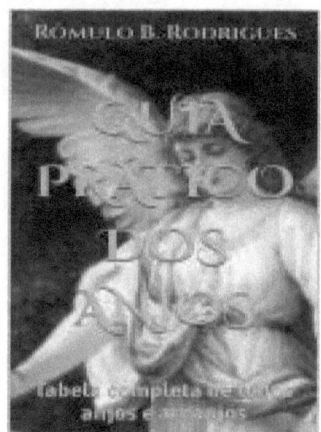

GUIA PRÁTICO DOS ANJOS

AMAZON
141págs – 14x21

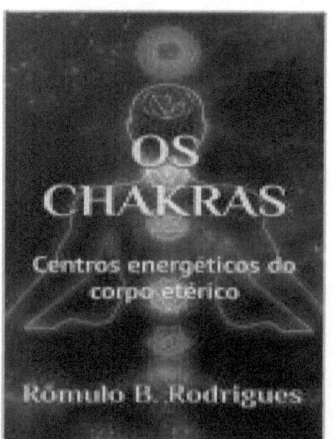

OS CHAKRAS – Centros energeticos do corpo eterico

AMAZON
84 págs – 14x21

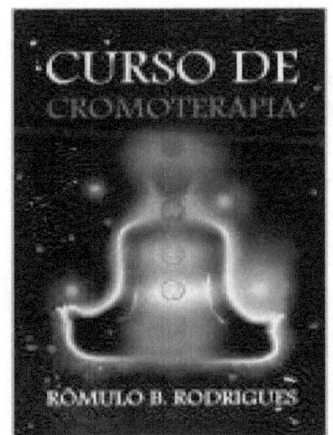

CURSO DE CROMOTERAPIA

AMAZON

78 págs – 14X21

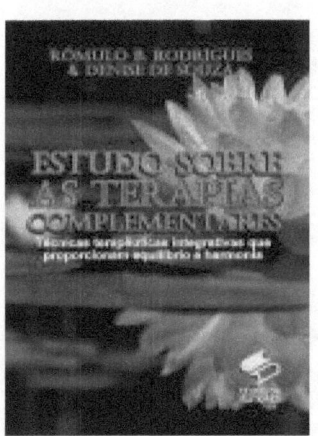

ESTUDO SOBRE AS TERAPIAS COMPLEMENTARES

AMAZON

240 págs – 14x21

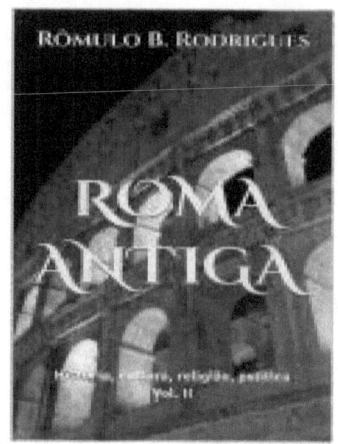

ROMA ANTIGA – História, cultura, religiao e politica – Vol. II
AMAZON
395págs – 14x21

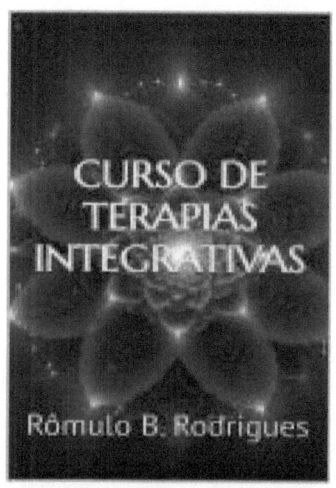

CURSO DE TERAPIAS INTEGRATIVAS

AMAZON
192 págs – 14x21

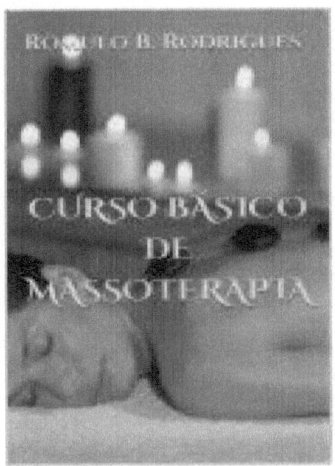

CURSO BÁSICO DE MASSOTERAPIA
AMAZON
80 págs – 14x21

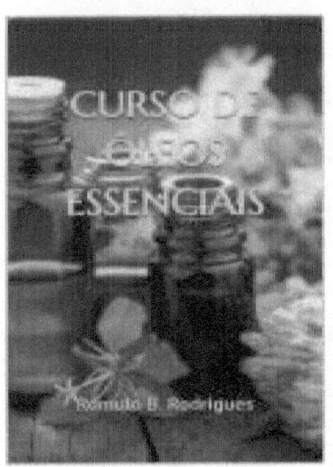

CURSO DE ÓLEOS ESSENCIAIS
AMAZON
82 págs – 14x21

CURSO DE FLORAIS DE BACH

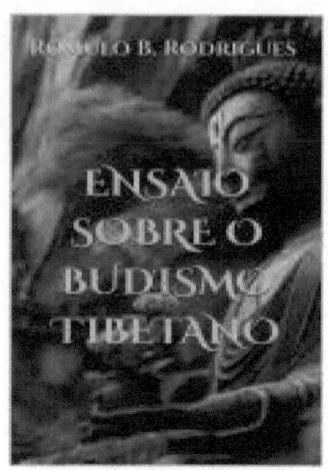

ENSAIO SOBRE O BUDISMO TIBETANO
AMAZON
133 págs – 14x21

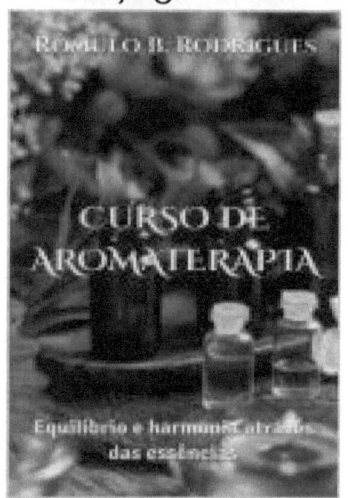

CURSO DE AROMATERAPIA
AMAZON
150 págs – 14x21

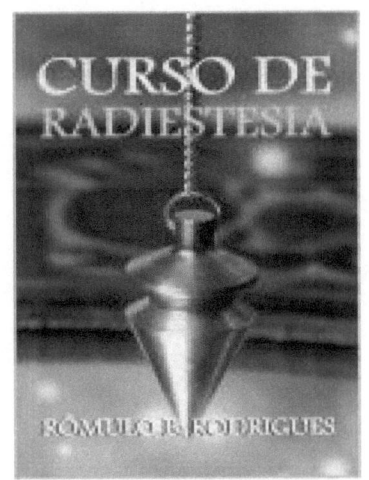

CURSO DE RADIESTESIA
AMAZON
106 págs – 14x21

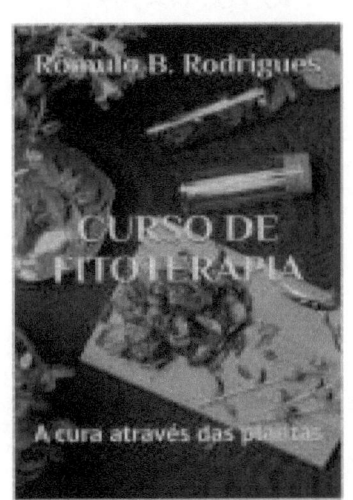

CURSO DE FITOTERAPIA

AMAZON
80 págs – 14x21

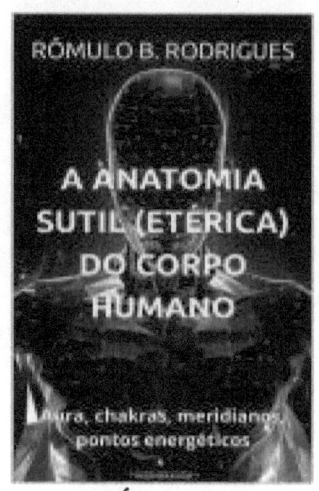

A ANATOMIA SUTIL (ETÉRICA) DO CORPO HUMANO
AMAZON
103 págs – 14x21

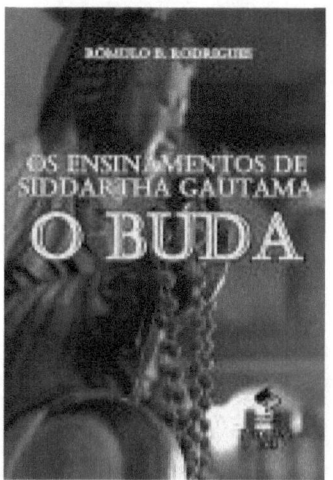

OS ENSINAMENTOS DE SIDDHARTA GAUTAMA, O BUDA
AMAZON
97 págs – 14x21

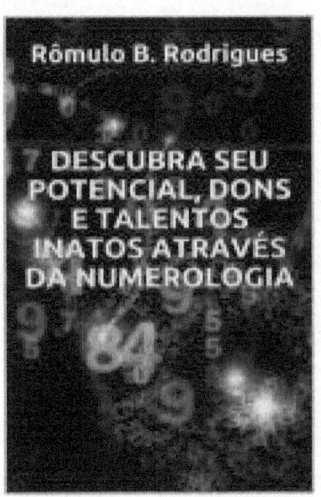

DESCUBRA SEU POTENCIAL, DONS E TALENTOS INATOS
ATRAVÉS DA NUMEROLOGIA
AMAZON
148 págs 14x21

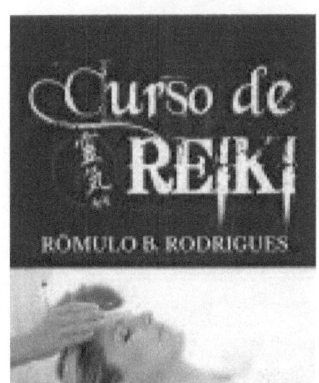

CURSO DE REIKI - AMAZON
58 págs – 14x21

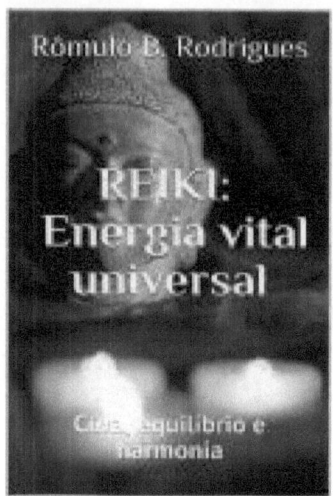

REIKI – ENERGIA VITAL UNIVERSAL
AMAZON
91 págs – 14x21

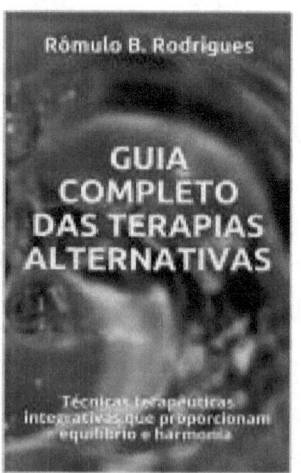

GUIA COMPLETO DAS TERAPIAS ALTERNATIVAS
AMAZON
254 págs – 14x21

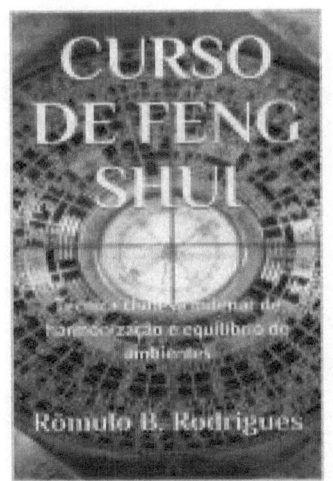

CURSO DE FENG SHUI
AMAZON
76 págs – 14x21

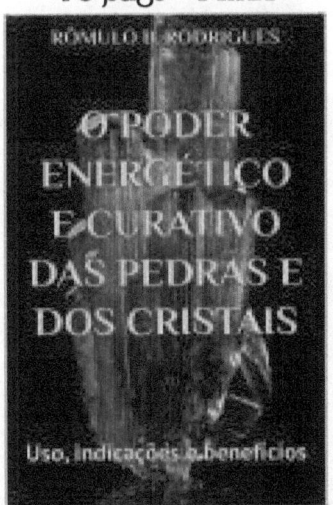

O PODER ENERGÉTICO E CURATIVO DAS PEDRAS E
DOS CRISTAIS
AMAZON
94 págs – 14x21

CURSO DE FLORAIS DE BACH

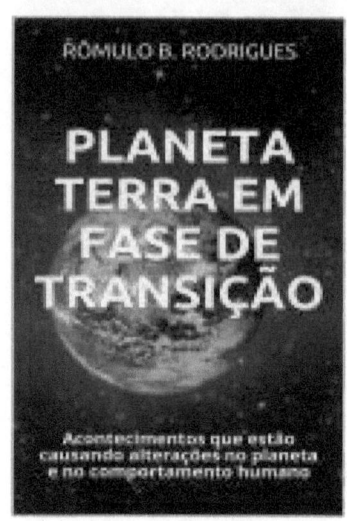

PLANETA TERRA EM FASE DE TRANSIÇÃO
AMAZON
135 págs – 14x21

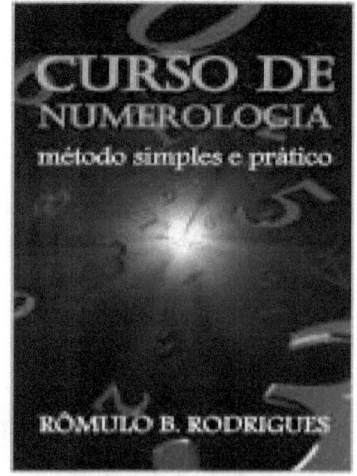

CURSO DE NUMEROLOGIA
AMAZON
132 págs –14x21

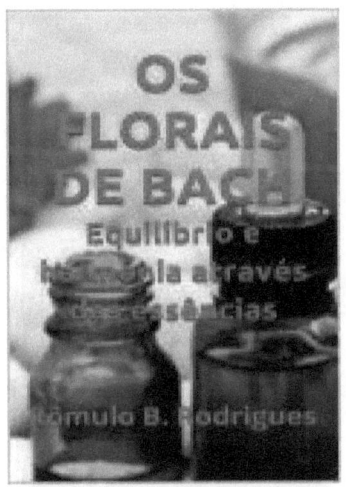

OS FLORAIS DE BACH
AMAZON
87 págs – 14x21

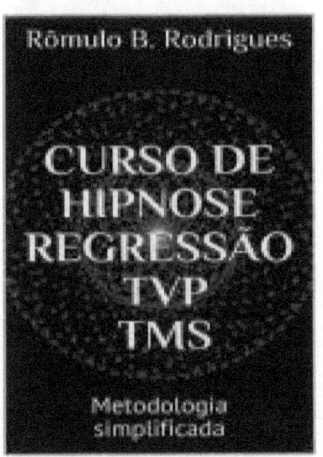

CURSO DE HIPNOSE, REGRESSÃO, TVP E TMS
AMAZON
76 págs – 14x21

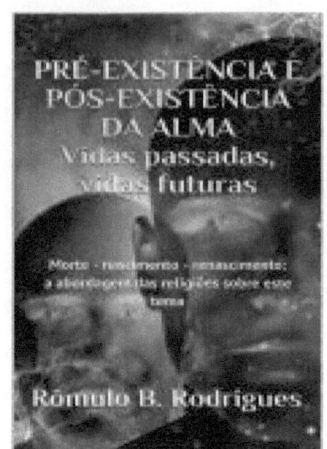

PRÉ-EXISTÊNCIA E PÓS-EXISTÊNCIA DA ALMA
AMAZON
138 págs ~ 14x21

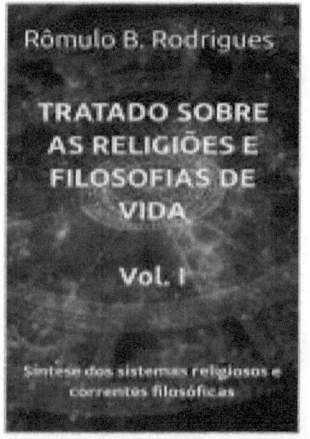

TRATADO SOBRE AS RELIGIÕES E FILOSOFIAS DE
VIDA – Vol. I
AMAZON
300 págs – 14x21

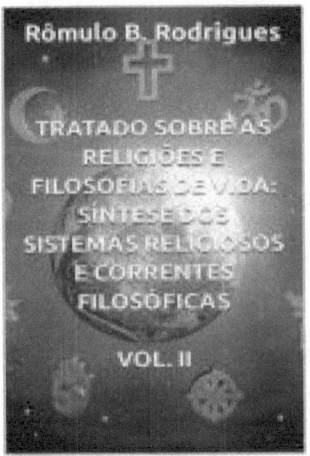

TRATADO SOBRE AS RELIGIÕES E FILOSOFIAS DE VIDA – Vol. II
AMAZON
114 págs – 14x21

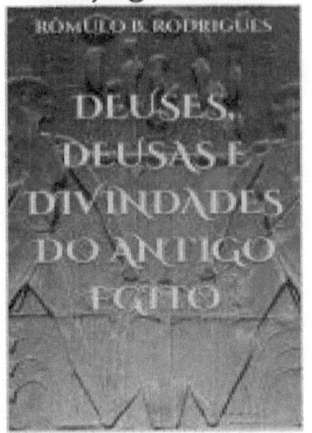

DEUSES, DEUSAS E DIVINDADES DO ANTIGO EGITO
AMAZON
121 págs – 14x21

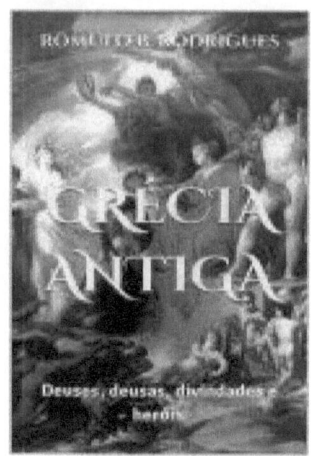

GRÉCIA ANTIGA
AMAZON
195 págs – 14x21

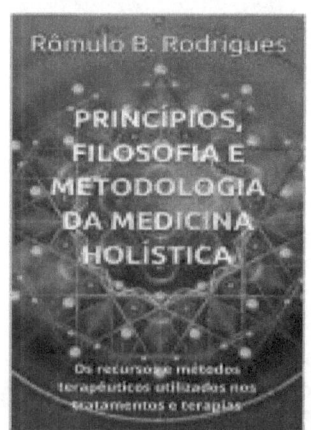

PRINCÍPIOS, FILOSOFIA E METODOLOGIA DA
MEDICINA HOLÍSTICA
AMAZON
247 págs – 14x21

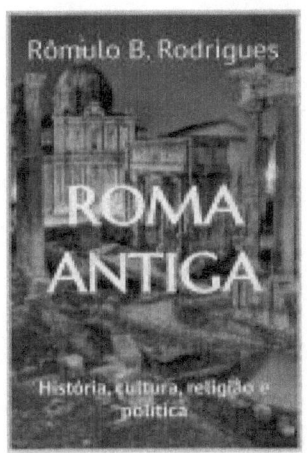

ROMA ANTIGA – História, cultura, religião e política – Vol. II
AMAZON
142 págs – 14x21

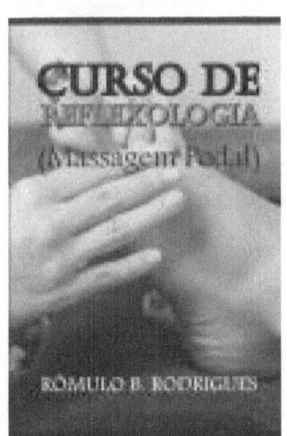

CURSO DE REFLEXOLOGIA
AMAZON
180 págs – 14x21

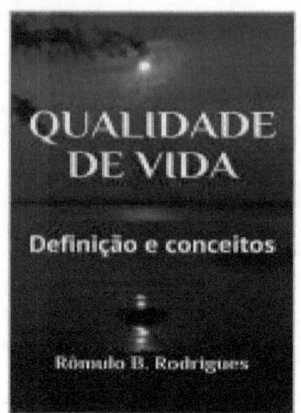

QUALIDADE DE VIDA – Definições e conceitos
AMAZON
173 págs – 14x21

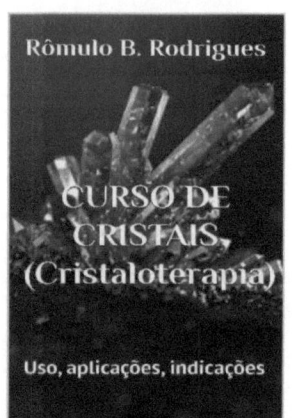

CURSO DE CRISTAIS
AMAZON
114 págs – 14x21